# வாழைத்தண்டு

வி.எஸ்.ரோமா

ISBN 978-1-63957-149-9

# பொருளடக்கம்

# 1

**வாழைத்தண்டு: சிறுநீரக கல் முதல் நீரிழிவு வரை**

வாழைத்தண்டு. எளிமையாக கிடைக்கும் இதன் பலன்கள் குறித்து சொல்லி கொண்டே போகலாம். ஏனெனில் பலவிதமான நோய்களை குணப்படுத்தும் தன்மை இதன் குணங்களுக்கு உண்டு. இதன் நன்மைகள்

வாழை மரம். ஒரு பொருள் சற்றும் வீணாகாமல் நம்மால் பயன்படுத்த முடியும் என்றால் அது வாழை மட்டும் தான். வாழை இலை, வாழைத்-தண்டு, வாழைப்பூ, வாழைக்காய், வாழைப்பழம் என எல்லாமே நிறை-வான நன்மைகளை தரக்கூடியவை.

இதன் ஒவ்வொரு பகுதியும் ஊட்டச்சத்து மற்றும் சுகாதார நன்மைகளால் நிறைந்துள்ளது. வாழை இலையில் சாப்பிடுவதன் மூலம் செரிமானம் சீராகும். வாழைப்பழங்கள் பொட்டாசியம் மற்றும் வைட்டமின்களின் சிறந்த மூலம். வாழைப்பூ நீரிழிவு மற்றும் வயதான எதிர்ப்பு குணங்க-ளுக்கு நன்மை செய்கிறது

**.வாழைப்பூவின்நன்மைகள்**

வாழைத்தண்டு நார்ச்சத்து அதிகம் நிறைந்தவை இது புண்கள் அல்-லது வயிற்றில் அமிலத்துக்கு சிகிச்சை அளிக்க உதவும். வாழைப்பழங்-கள் போன்று வாழைத்தண்டுகளும் பொட்டாசியம் மற்றும் வைட்டமின் பி 6 போன்றவற்றை கொண்டுள்ளது. இது உடலில் ஹீமோகுளோபின் மற்றும் இன்சுலின் உற்பத்தியை மேம்படுத்துகிறது.

இது தசைகள் சேதமில்லாமல் அதன் வளர்ச்சிக்கு உதவுகிறது. வாழைத்தண்டு கூட்டாகவோ. பச்சையாக சாலட் செய்தோ, பொரிய-லாக்கியோ, எளிதான முறையில் சாறாக்கியோ குடிக்கலாம். வாழைத்-

தண்டு உடலுக்கு செய்யும் ஆரோக்கியமான நன்மைகள் குறித்து பார்க்-
கலாம்.

**சிறுநீரக கற்கள் கரைய வாழைத்தண்டு**

வாழைத்தண்டு சிறுநீர்ப்பாதை மற்றும் நோய்த்தொற்றுகளுக்கு சிகிச்-
சையளிக்க மிகச்சிறந்த இயற்கை உணவு. வாழைத்தண்டு வைட்டமின்
பி 6 மற்றும் பொட்டாசியம் மற்றும் டையூரிடிக் பண்புகளை கொண்-
டுள்ளது.

<u>சிறுநீரக கல்: ஆரம்பமும் அறிகுறியும் பிரச்சனைகளும் தீர்வுகளும்</u>

சிறுநீரக கற்களால் வலிமிகுந்த உபாதையை அனுபவிப்பவர்கள்
வாழைத்தண்டு சாறை குடிப்பதன் மூலம் சிறுநீரக கற்கள் கரைந்து
வெளியேறகூடும். இதை அவ்வபோது சேர்த்து வந்தால் சிறுநீரக கற்கள்
உருவாவது தடுக்கப்படுகிறது.

சிறுநீர்ப்பாதை நோய்த்தொற்று காரணமாக உண்டாகும் வலி அசெ-
எகரியங்களுக்கும் இவை சிறந்த நிவாரணியாக செயல்படுகிறது. சிறுநீரக
கோளாறுகளை தடுக்க வாழைத்தண்டு முதன்மையாக செயல்படும் என்-
பதில் மாற்றுக்கருத்தில்லை..

**உயர் இரத்த அழுத்தத்துக்கு வாழைத்தண்டு**

வாழைத்தண்டு வைட்டமின் பி 6 என்னும் உயர்ந்த சத்தை தன்னுள்
கொண்டுள்ளது. இது உடலில் இரும்புச்சத்து மற்றும் ஹீமோகுளோபின்
எண்ணிக்கையை அதிகரிக்க கூடும். வாழைத்தண்டு பொட்டாசியத்துடன்
இணைக்கப்பட்டுள்ளது. இது கொழுப்பு மற்றும் உயர் ரத்த அழுத்தத்-
துக்கு சிகிசை அளிக்க உதவும்.

வாழைத்தண்டை அவ்வபோது சேர்த்து வருவதன் மூலம் உடலில்
அதிக இரத்த அழுத்தத்தை கொண்டிருப்பவர்கள் கட்டுக்குள் வைக்க-
லாம். குறைந்தது உடலுக்கு ரத்த அழுத்த பிரச்சனையால் உண்டாகும்
விளைவுகளின் அபாயத்தை குறைக்க செய்யும்.

**அமிலத்தன்மையை குறைக்கும் வாழைத்தண்டு**

இன்றைய காலத்தில் பலரும் எதிர்கொள்ளும் பிரச்சனை இதுதான்.
குழந்தைகள் முதல் பெரியவர்கள் வரை அனைவருமே அவ்வபோது
வயிற்றில் சுரக்கும் அமிலத்தால் அவதிப்படுகிறார்கள்.

<u>அல்சர்: தீரா நோயா? ஆரம்ப அறிகுறி என்ன? தவிர்க்கும் வழிகள்
என்னென்ன?</u>

அமிலத்தன்மையுடன் உங்களுக்கு அடிக்கடி பிரச்சனைகள் இருந்தால் இந்த வாழைத்தண்டு சாறு உடலில் அமிலத்தன்மை அளவை கட்டுப்படுத்த செய்யும். அமிலத்தின் சமநிலையை மீட்டெடுக்க உதவக்கூடும்.

மேலும் அமிலத்தன்மையால் நெஞ்செரிச்சல் மற்றும் அசௌகரியம், வயிறு எரியும் தன்மை போன்றவற்றுக்கு நிவாரணம் அளிக்க செய்கிறது.

உடல் நச்சுத்தன்மை நீக்கி செரிமானம் மேம்பட வாழைத்தண்டு

வாழைத்தண்டுகளின் சாறு உடலில் இருக்கும் நச்சுக்களை வெளியேற்ற உதவுகிறது. இது சிறந்த டையூரிடிக் பண்புகளை கொண்டிருப்பதால் உடலில் இருக்கும் நச்சுகளை வெளியேற்றுகிறது.

உடலை சுத்தம் செய்வதோடு முக்கியமாக குடல் இயக்கத்தையும் மேம்படுத்துகிறது. இது நார்ச்சத்தும் நிறைந்திருப்பதால் குடல் இயக்கங்கள் சீராகிறது. செரிமானம் மேம்படுகிறது. மலச்சிக்கலும் வராமல் தடுக்கிறது.

### நீரிழிவுக்கு எதிர்ப்பு மருந்து வாழைத்தண்டு

வாழைத்தண்டுகளில் இருக்கும் வைட்டமின் பி 6 ஹீமோகுளோபின் மற்றும் இன்சுலின் உற்பத்திக்கு உதவுகிறது. வழைத்தண்டு லெக்டின் இன்சுலின் என என்சைம்களை ஊக்குவிக்கிறது.

உடலில் கொழுப்பு செல்கள் விரிவடைவதை கட்டுபடுத்தவும் செய்கிறது. சிறுவயதில் இருந்தே வாழைத்தண்டை அவ்வபோது சேர்த்து வருவதன் மூலம் நீரிழிவு அபாயத்தை குறைக்கலாம். குறிப்பாக நீரிழிவு அபாயத்தை கொண்டிருப்பவர்கள் வாழைத்தண்டை சேர்ப்பதன் மூலம் நீரிழிவு அபாயத்திலிருந்து விடுபட முடியும்.

இதில் சர்க்கரை இல்லை என்பதால் இதன் சாறு ரத்தத்தில் சர்க்கரை அளவை உயர்த்தாது. குறைந்த கிளைசெமிக் குறியீட்டை கொண்டுள்ளதால் இது நீரிழிவு இருப்பவர்கள் அடிக்கடி உணவில் சேர்க்கலாம்.

### எடை இழப்புக்கு வாழைத்தண்டு

உண்மையில் எடை இழப்புக்கு என்று இதை சொல்வதை காட்டிலு தொடர்ந்து எடுத்துவந்தால் எடை அதிகரிப்பு பிரச்சனையே உண்டாகாது. வாழைத்தண்டு அதிக நார்ச்சத்து உள்ளடக்கத்தை கொண்டுள்ள உணவு. இதை எடுத்துகொள்வதன் மூலம் சிறந்த எடை இழப்பு சாத்தியமாகிறது. நார்ச்சத்து உடலின் உயிரணுக்களில் சேகரிக்கப்படும் சர்க்கரை மற்றும் கொழுப்புகளின் அளவை குறைக்க செய்கிறது.

இது வளர்சிதை மாற்றத்தை மேம்படுத்துகிறது. மிக குறைந்த கலோரிகள் கொண்டிருப்பதால் இதை தினசரி ஒரு கப் என்று திட்டமிட்டு எடுத்துக்கொண்டால் எடை அதிகரிப்பு எப்போதுமே கிடையாது.

**மருத்துவ குணம் நிறைந்த வாழைத்தண்டு**

வாழை, அறிவியல் வகைப்பாட்டின் பூண்டுத் தாவரங்களைக் கொண்ட பேரினம் ஆகும். தென்கிழக்கு ஆசியாவில் தோன்றிய வாழை முதன் முதலாக நியூகினியாவில் உருவானது. வாழையின் அனைத்துப் பகுதிகளும் பயன்படும்.

எனவே, இது பூரண மருத்துவக் குணம் கொண்ட தாவரமாக கருதப்படுகிறது. அந்தக் காலத்தில் வாழை மரத்தை அரம்பை, கதளி, அமணம் என்று அழைத்தார்கள். தமிழர் கலாச்சாரத்தில் வாழை மரத்தின் பயன்பாடு அன்றாடம் இருந்தது. தன்னை முழுமையாக மருத்துவப் பயன்களுக்காகவே அர்ப்பணித்துக் கொண்ட மிக முக்கிய தாவரம் ஆகும்.

இன்று நாம் உண்ணும் உணவு அதிக மசாலா சேர்க்கப்பட்டு காரமான உணவாகவும் வறட்சியான உணவாகவும் இருக்கிறது. இன்றைய இளம் தலை முறையினர் ரசாயனங்கள் நிறைந்த குளிர் பானங்களையும் துரித உணவுகளையுமே உட்கொள்கின்றனர்.

மது, புகை போன்ற தீய பழக்கங்களாலும் மற்றும் நம் வேலைப்பளு காரணமாகவும் தண்ணீர் அதிகம் குடிக்கும் பழக்கத்தைக் குறைத்துக் கொண்டோம். இவற்றினால் சிறுநீரகத்தில் கற்கள் உண்டாகின்றன. அதேபோல சரியான நேரத்தில் சிறுநீரை வெளியேற்றாமல் அடக்குவதாலும் சிறுநீரகத்தில் கற்கள் உண்டாகின்றன. இதற்கான அருமருந்து என்றால் அது வாழைத்தண்டுதான்.

கசப்பும் துவர்ப்பும் சேர்ந்த சுவை கொண்ட வாழைத் தண்டின் அனேக மருத்துவக் குறிப்புகள் பற்றி நமது முன்னோர் ஆயுர்வேத புத்தகங்களிலும் ஓலைச் சுவடிகளிலும் கூறியிருக்கிறார்கள். இது பித்தத்தைத் தணித்து தேவையற்ற கபத்தை நீக்கும் வல்லமை பெற்றது.

கொழுப்பைக் குறைக்கும். வயிற்றுப் புண்களைக் குணப்படுத்தும். சிறுநீர் எரிச்சலைப் போக்கும். சிறுநீர் பாதையில் கல் அடைப்பு இருப்பவர்களுக்கு மிகச் சிறந்தது. நமது உடலில் நோய்கள் தோன்றக்கூடிய காரணங்களில் ஒன்று உடல் பருமன். இது அளவுக்கு அதிகமான உணவை உண்பதாலும், உடலுக்குத் தேவையான உழைப்பு இல்லாததா-

லும் ஏற்படுகிறது.

வாழைத்தண்டு மாதிரி ஸ்லிம்மாக இருக்கா பாரு என்று சில பெண்-களைப் பார்த்து வியந்து கூறுவதுண்டு. வாழைத் தண்டிலுள்ள நீர்ச்சத்-தும் நார்ச்சத்தும் அதிகப் படியான சதையைக் குறைத்து உடலை சிக்-கென மாற்றும். இதிலுள்ள வைட்டமின் பி6, ஹீமோகுளோபின் மற்றும் இன்சுலின் உற்பத்திக்கு பெரிதும் உதவுகிறது. இதிலுள்ள பொட்டாசியம் இதய தசைகளை வலுவடையச் செய்கிறது.

வைட்டமின்ஏ மற்றும் சி நிறைந்த வாழைத்தண்டு, தோல் நோய்-களுக்கு மிகச்சிறந்தமருந்தாகப் பயன்படுகிறது. இருமல், காது நோய், கர்ப்பப்பை நோய்கள், மஞ்சள்காமாலை, விஷக்கடிகளால் ஏற்படும் வலி மற்றும் இதர நோய்களுக்கு வாழைத்தண்டுமிகச் சிறந்த மருந்தாகத் திகழ்கிறது.

உபயோகிக்கும் முறை

வாழைத்தண்டைஇடித்து, சாறு பிழிந்து,அத்துடன் முள்ளங்கி சாறு அரைபாகம் சேர்த்துகாலை, மாலை இரு வேளையும் 100 மி.லி. குடித்-துவர கல்லடைப்பு நீங்கும். நீர்எரிச்சல், நீரில் ரத்தம் கலந்து போவதைக் குணப்படுத்தும்.

வயிற்றில்நீர்க்கட்டி இருந்தால் வெறும் வயிற்றில் வாழைத்தண்டு சாறு குடித்துவந்தால் நாளடைவில் குணமாகும். கோடைக் காலத்தில் வாழைத்தண்டு அதிகம்சேர்த்துக் கொள்வதன் மூலம் உடல் வெப்பம் குறையும். இது ஒரு சிறந்த . உடலில்உள்ள நச்சுப் பொருளை வெளி-யேற்றி ஆரோக்கியம் தரும். வாழைத்தண்டு சாறு ஒருநாள் மற்றும் பார்லி கஞ்சி ஒரு நாள் என்று சாப்பிட்டு வர சிறுநீர்க்கற்கள்பொடிப்-பொடியாகி சிறுநீருடன் வெளி யேறும்.

வாழைத்தண்டு சூப் (வாழைத்தண்டு சிறு துண்டுகள், இஞ்சி, எலு-மிச்சைச் சாறு, சின்ன வெங்காயம், மிளகு, சீரகம்) 200 மி.லி. வாரத்-தில் மூன்று நாள் சாப்பிட்டால் ரத்தத்தில் உள்ள கொழுப்புச் சத்து குறையும். இது நீரிழிவு நோயாளிகளுக்கு ஒரு சிறந்த மருந்தாகவும் உணவாகவும் உள்ளது. வாழைத்தண்டுடன் வாழைப்பூ சேர்த்து உட்-கொண்டால் மாதவிடாய் கோளாறுகளால் உண்டாகும் அதிகப்படியான ரத்தப் போக்கு, வயிற்று வலி நீங்கும்.

இரண்டு அவுன்ஸ் வாழைத்தண்டு சாற்றை நாள்தோறும் குடித்து வந்தால் வறட்டு இருமல் நீங்கும். வாழைத்தண்டை உலர்த்தி, பொடி

செய்து அத்துடன் தேன் கலந்து சாப்பிட்டு வர மஞ்சள் காமாலை நோய் குணமாகும்.

வாழைத்தண்டை சுட்டு அதன் சாம்பலை தேங்காய் எண்ணெயில் குழப்பி தடவி வர தீப்புண்கள் ஆறும். வாழை சாற்றுடன் திரிபலா சூரணம் சேர்த்து அருந்த மலச்சிக்கல் நீங்கி அதனால் ஏற்பட்ட மூல நோய் மற்றும் ஆசனக் கடுப்பு நீங்கும்.

### கவனத்துக்கு

சிறுநீரை அதிகரிக்கச் செய்யும் என்பதால், வயதானவர்கள் வாழைத்-தண்டை உணவில்சேர்த்துக் கொள்வதைக் குறைத்துக் கொள்வது நல்-லது. வாழைத்தண்டை வாரத்தில்மூன்று நாள்களுக்கு மேல் சேர்த்துக் கொள்வது உசிதமல்ல. வாழைத்தண்டுகுளிர்ச்சியானது என்பதால், அதை உண்ணும் நாட்களில் மற்ற குளிர்ச்சியானபொருள்களைக் குறைத்துக்-கொள்ளவும்.

வாழைத்தண்டு சாப்பிடுவதால் என்னென்ன பயன்கள்...

வாழைத்தண்டு சாற்றுக்கு சிறுநீரை பெருக்கும் தன்மை உண்டு. எனவே, இதை நீர்ச் சுருக்கு, எரிச்சல் போன்றவை தீர அருந்தி வரலாம். மேலும், இது தேவையற்ற உடல் பருமனையும் குறைக்கும்.

சிறுநீரக கற்கள் விரைவில் கரையவும், குறைந்தது வாரத்திற்கு ஒரு முறையாவது வாழைத்தண்டு ஜூஸ் குடிக்க வேண்டும்.

வாழைத்தண்டை பொரியல் செய்து சாப்பிட்டால் குடலில் சிக்கியுள்ள முடி, நஞ்சு போன்றவை வெளியேறிவிடும்.

நெஞ்செரிச்சல் அதிகமாய் இருந்தால் உடனடி தீர்வு காண, காலை-யில் வெறும் வயிற்றில் வாழைத்தண்டி ஜூஸ் குடிப்பது நல்லது.

வாழைத்தண்டை சுட்டு, அதன் சாம்பலை தேங்காய் எண்ணெய்யில் கலந்து பூசிவர தீப்புண், காயங்கள் ஆறும்.

நீரிழிவு நோயாளிகள் இரத்தத்தில் உள்ள சர்க்கரையின் அளவை கட்டுப்பாட்டில், வைக்க தினமும் வாழைத்தண்டு ஜூஸ் குடிப்பது நல்-லது.

வாழைத்தண்டை உலர்த்தி பொடியாக்கி தேன் கலந்து சாப்பிட்டு வர காமாலை நோய் குணமாகும். மேலும், கல்லீரல் வலுவடையும்.

சிறுநீரக பாதையில் ஏதேனும் நோய்த்தொற்று ஏற்பட்டிருந்தால், அதனை குணப்படுத்த வாழைத்தண்டு உதவியாக இருக்கும்.

மாதவிடாய் கோளாறுகளால் ஏற்படும் அதிகப்படியான ரத்தப்போக்கு நோய்க்கும் இது சிறந்த மருந்தாக பயன்படுகிறது.

**வாழை தண்டு சாப்பிடுவதால் கிடைக்கும் நன்மைகள்...**

வாழை மரத்தின் எந்தப் பாகத்தையும் வீண் என்று நம்மால் ஒதுக்-கிவிட முடியாது. பழத்திலிருந்து நார் வரை வாழை தரக்கூடிய பயன்கள் ஏராளம். வாழை மரத்தின் தண்டு பொரியல், கூட்டு செய்து சாப்பிடப் பயன்படுவது. ஆனால், வாழைத்தண்டை ஜூஸாக்கிக் குடித்தால், பலன்கள் அதிகமாகக் கிடைக்கும்.

சிறுநீரகக்கோளாறுகளுக்கு பரவலாகப் பரிந்துரைக்கப்படும் முக்கிய-மான உணவு. அது மட்டும் அல்ல... இன்னும் எண்ணற்றப் பலன்களை வாரிக் கொடுக்கக்கூடியது வாழைத்தண்டு சாறு. அவை என்னென்ன? பார்க்கலாமா?

**வாழைத்தண்டு சாறு**

ரத்த அழுத்தத்தைக் கட்டுப்படுத்தும்!

உயர் ரத்த அழுத்தத்தால் பாதிக்கப்பட்டவர்களுக்கு வாழைத்தண்டு சாறு நல்ல மருந்து. இது ரத்த அழுத்தத்தைக் கட்டுப்படுத்தவும் குறைக்-கவும் உதவும்.

**ரத்தசோகையை குணப்படுத்தும்!**

வாழைத்தண்டு சாறில் இரும்பு மற்றும் வைட்டமின் பி6 போன்றவை அதிக அளவில் உள்ளன. இது ரத்தத்தில் ஹீமோகுளோபின் அளவை அதிகரிக்க உதவும். எனவே, வாழைத்தண்டு சாற்றைத் தொடர்ந்து குடித்துவர ரத்தசோகை குணமாகும்.

**சிறுநீரகப் பாதையை தூய்மைப்படுத்தும்!**

சிறுநீரகப்பாதையில் உள்ள தொற்றுகளை நீக்கி, சிறுநீரகப் பாதையை சுத்தமாக்கும். வாரத்துக்கு மூன்று முறை இதன் சாற்றைக் குடித்துவந்தால், சிறுநீரகப்பாதையில் உள்ள தொற்று (Urinary Tract Infections) நீங்கும்.

**சர்க்கரைநோய்க்கு மருந்து!**

இது இன்சுலினை மேம்படுத்த உதவுவதால், சர்க்கரை நோயாளி-களுக்கு நல்லது. இதன் சாற்றை வடிகட்டாமல் குடித்தால், நார்சத்து அதிகமாகக் கிடைக்கும். இது ரத்தத்தில் சர்க்கரை அளவு உயர்வதைத் தடுக்கும்.

**நெஞ்செரிச்சலைப் போக்கும்!**

அமிலத்தன்மையால் (Acidity) அடிக்கடி பாதிக்கப்படுபவர்களுக்கு இது நல்ல தீர்வு தரும். நெஞ்செரிச்சல், நெஞ்சு உறுத்துவது போல் இருப்பது போன்ற பிரச்னைகளுக்கு இது சிறந்த மருந்து.

### வயிற்றுக் கொழுப்பைக் குறைக்கும்

சிறிது இஞ்சியை வாழைத்தண்டு சாற்றுடன் சேர்த்து குடித்துவர, வயிற்றில் உள்ள கொழுப்பு குறையும். இது செரிமானத்தை எளிதாக்கும். வளர்சிதை மாற்றத்துக்கும் உதவும். இதில் நார்ச்சத்து அதிகமுள்ளதால் ஒன்று அல்லது இரண்டு கப் சாற்றைக் குடித்தால் வயிறு நிரம்பிவிடும். சீக்கிரத்தில் பசி எடுக்காது.

### மலச்சிக்கலைப் போக்கும்

இதில் நார்ச்சத்து அதிகமுள்ளதால் மலச்சிக்கலுக்கு தீர்வாக அமை-யும். மலச்சிக்கலால் பாதிக்கப்படும் குழந்தைகளுக்கு இதைக் கொடுக்க-லாம்.

### சிறுநீரகக்கற்களைத் தடுக்கும்

வாழைத்தண்டு சாற்றுடன், எலுமிச்சைச் சாற்றைக் கலந்து குடிக்க-லாம். வாழைத்தண்டில் பொட்டாசியம் உள்ளது. எலுமிச்சையில் சிட்ரிக் அமிலம் உள்ளது. இவை இரண்டும் இணைந்து சிறுநீரகத்தில் கால்சியம் கற்கள் உருவாவதைத் தடுக்கும்.

தொடர்ந்து இதன் சாற்றைக் குடித்துவந்தால், உடல் எடை குறையும். சர்க்கரை மற்றும் கொழுப்பு உடனடியாக ரத்தத்தில் கலப்பதை இதன் சாறு தடுக்கும். கொழுப்பை உடலில் இருந்து நீக்கவும் உதவும். வயிறு சம்பந்தமான எல்லா பிரச்னைகளுக்கும் தீர்வாக அமையும்.

### நச்சுப்பொருட்களை வெளியேற்றும்

இது சிறுநீர் உற்பத்தியை அதிகரிக்கும். நச்சுப்பொருட்களை உடலில் இருந்து வெளியேற்ற உதவும். வாழைத்தண்டு சாற்றில் ஏலக்காய் தூளைப் போட்டு குடிப்பதும் சிறுநீரகக்கல் வராமல் தடுக்கும்.

### நோய் எதிர்ப்பு சக்தியை அதிகரிக்கும்!

இதில் பொட்டாசியம் அதிக அளவில் உள்ளது.வாரத்துக்கு மூன்று முறை இதை அருந்திவர, நோய் எதிர்ப்பு சக்தி அதிகரிக்கும்.

வாழைத்தண்டு சாற்றை அப்படியே குடிப்பது கொஞ்சம் கடினமான காரியம்தான். அப்படிக் குடிக்க முடியாதவர்கள் அதனுடன் மோர், ஆப்பிள் ஜூஸ் அல்லது எலுமிச்சைச் சாறு சேர்த்துக் குடிக்கலாம். ஆனால், இவ்வளவு பயன்களைகொண்டிருக்கும் வாழைத்தண்டு எல்-

லோருமே கண்டிப்பாகத் தவிர்க்கக் கூடாத ஒன்று. மருந்து, மாத்திரை-களோடு வாழ்வதை தவிர்க்க வாழைத்தண்டு சாறு உதவும்.

சிறுநீர் சம்பந்தப்பட்ட நோய்களால் துன்பப்படுகிறவர்களின் எண்-ணிக்கை அதிகரித்துக் கொண்டிருக்கிறது. உடலில் உள்ள கழிவுகள் சிறுநீர் மூலம் வெளியேற்றப்படுகின்றது.

சிறுநீரைக் கட்டுப்படுத்துவதாலோ அல்லது நோய் பாதிப்புகளாலோ சிறுநீர் சரிவர உடலை விட்டு வெளியேறாமல் இருக்குமானால், அது பல பிரச்சினைகளைத் தோற்றுவிக்கும்.

சிறுநீரகத்தில் கல் உருவாவது இன்று மிக பரவலாகக் காணப்படும் நோய். அதிககாரமான உணவு, மிகக் குறைவாக நீர் அருந்துதல், வறட்-சியான உணவு, மதுஅருந்தும் பழக்கம், அடிக்கடி சிறுநீரை அடக்குதல் போன்ற காரணங்களால்சிறுநீர் தடைபட்டு சிறுநீரகத்தில் கற்கள் உண்-டாகின்றது.

சிறுநீரக கற்களை வெளியேற்ற மருந்துகளும், மருத்துவ முறைகளும் இருந்தாலும் நாம் உட்கொள்ளும் உணவு மூலமும் சிறுநீரக கற்களை வெளியேற்றலாம். வாழைத்தண்டுக்கு சிறுநீரக கற்களை வெளியேற்றும் தன்மை உண்டு.

வாழைத்தண்டை அடிக்கடி உணவில் சேர்த்துக் கொள்வதால், ஆரம்ப நிலையில் உள்ள கற்களை மிக எளிதாகக் கரைத்து விடலாம். சிறுநீரக கற்கள் உள்ளவர்கள் வாழைத்தண்டை வாரம் மூன்று முறை உணவில் சேர்த்துக் கொள்ளவேண்டும்.

வாழைத்தண்டு நார்ச்சத்து மிக்க உணவாதலால் அதிக உடல் எடை-யால் அவதிப்படுகிறவர்கள், நீரிழிவு நோயாளிகள், ரத்தத்தில் கொழுப்புச் சத்து அதிகரித்து இருப்பவர்களுக்கு இது மிகச் சிறந்த மருந்து. இது ரத்தத்தை தூய்மை செய்யும் இயல்புடையது.

உடலைக் குளிர்ச்சியடையவைக்கும் தன்மையிருப்பதால் கோடை காலத்திற்கு மிகவும் ஏற்றது. வயிற்றுப் புண்ணைக் குணப்படுத்தும் சக்தி இருக்கிறது. உடல் எடை குறைய உணவுக் கட்டுப்பாட்டை மேற்கொள்-பவர்கள் வாழைத்தண்டை உணவில் அதிகம் சேர்த்துக் கொள்ள வேண்-டும்.

தேவையான பொருட்கள் :

வாழைத்தண்டு - ஒரு பெரிய துண்டு

கடலைப்பருப்பு, உளுத்தம்பருப்பு - தலா ஒரு டீஸ்பூன்

எண்ணெய் - கால் டீஸ்பூன்

சீரகம் - அரை டீஸ்பூன்

தேங்காய் துருவல் - ஒரு டீஸ்பூன்

தயிர் - ஒரு கப்

பச்சை மிளகாய் - 3

தேங்காய் எண்ணெய் - 2 டீஸ்பூன்

கடுகு - கால் டீஸ்பூன்

கறிவேப்பிலை - சிறிது

உப்பு - தேவையான அளவு

செய்முறை :

வாழைத்தண்டை நாரை எடுத்து விட்டு பொடியாக நறுக்கி உப்பு சேர்த்து வாழைத்தண்டை வேக வைத்துக் கொள்ளவும்.

கடலைப்பருப்பை ஊற வைக்கவும்.

உளுத்தம்பருப்பை சிறிது எண்ணெய் விட்டு வறுத்துக் கொள்ளவும்.

ஊற வைத்த கடலைப்பருப்புடன், வறுத்த உளுத்தம்பருப்பு, தேங்காய் துருவல், பச்சைமிளகாய், சீரகம், உப்பு சேர்த்து அரைத்து, வேக வைத்-துள்ள வாழைத்தண்டில் கொட்டி ஒரு கொதி வந்ததும் இறக்கவும்.

தேங்காய் எண்ணெயில் கடுகு, கறிவேப்பிலை தாளித்து கொட்டவும்.

கடைசியில் தயிர் சேர்த்து நன்றாகக் கலந்து பரிமாறவும்.

இப்போது வாழை தண்டு தயிர் பச்சடி ரெடி.

சூப்பரான வாழைத்தண்டு புலாவ் செய்வது எப்படி

வாழைத்தண்டு நீர்ச்சத்து நிறைந்தது. இன்று வாழைத்தண்டை வைத்து எளிமையான முறையில் சூப்பரான, சுவையான புலாவ் செய்-வது எப்படி என்று பார்க்கலாம்.

தேவையான பொருட்கள் :

பாஸ்மதி அரிசி - ஒரு கப்

வாழைத்தண்டு - பெரிய துண்டு

மோர் - ஒரு கப் + சிறிதளவு (வாழைத்தண்டை ஊற வைக்க)

தண்ணீர் - ஒரு கப்

சீரகத்தூள் - கால் டீஸ்பூன்

மல்லித்தூள் (தனியாத்தூள்) - ஒரு டீஸ்பூன்

மிளகாய்த்தூள் - அரை டீஸ்பூன்

மஞ்சள்தூள் - கால் டீஸ்பூன்

பெரிய வெங்காயம் - ஒன்று

பிரிஞ்சி இலை - ஒன்று

பட்டை - ஒரு சிறிய துண்டு

கிராம்பு, ஏலக்காய் - தலா 2

கொத்தமல்லித்தழை - சிறிதளவு

இஞ்சி-பூண்டு விழுது - கால் டீஸ்பூன்

நெய் - 2 டீஸ்பூன்

உப்பு - தேவையான அளவு

புதினா - சிறிதளவு

செய்முறை :

வெங்காயம், கொத்தமல்லியை பொடியாக நறுக்கி கொள்ளவும்.

பாஸ்மதி அரிசியை 10 நிமிடங்கள் தண்ணீரில் ஊறவைக்கவும்.

வாழைத்தண்டை பொடியாக நறுக்கி மோரில் ஊறவைத்து, மோரை வடித்துவிட்டு, குக்கரில் சேர்த்து 2 விசில் வரும் வரை வேகவைத்து எடுக்கவும்.

அடுப்பில் குக்கரை வைத்து நெய் சேர்த்துச் சூடானதும் பட்டை, கிராம்பு, ஏலக்காய், பிரிஞ்சி இலை சேர்த்துத் தாளித்த பின் வெங்கா-யத்தை போட்டு வதக்கவும்.

வெங்காயம் நன்றாக வதங்கியதும் இஞ்சி-பூண்டு விழுது சேர்த்து பச்சை வாசனை நீங்கும்வரை வதக்கவும்.

அடுத்து அதில் வேகவைத்த வாழைத்தண்டு, உப்பு, சீரகத்தூள், மல்-லித்தூள் (தனியாத்தூள்), மிளகாய்த்தூள், மஞ்சள்தூள் சேர்த்து 2 நிமி-டம் வதக்கவும்.

ஒரு கப் மோர் மற்றும் ஒரு கப் தண்ணீர் சேர்த்துக் கொதிக்கவிடவும் (மோரும் வாழைத்தண்டும் சேர்ந்து அரிசியில் இரண்டு மடங்காக இருக்-கும்படி பார்த்துக்கொள்ளவும்).

கொதி வந்தவுடன் ஊறிய பாஸ்மதி அரிசியை கொதிக்கும் கலவை-யில் சேர்த்து, அரிசி உடையாமல் கிளறி, நறுக்கிய கொத்தமல்லித்தழை, புதினா சேர்த்து மூடிப்போட்டு ஒரு விசில் வரும் வரை வேகவிடவும்.

பிறகு அடுப்பை அணைத்து, உடனே இறக்கி, பிரஷர் நீங்கியதும் சூடாக தயிர் பச்சடியுடன் பரிமாறவும்.

வாழைத்தண்டு புலாவ் ரெடி.

**வாழைத்தண்டு பொரியல்**

தேவையானப்பொருட்கள்:

வாழைத்தண்டு – 1 (1 அடி நீளம்)

காய்ந்த மிளகாய் – 2

உளுத்தம் பருப்பு – 1 டீஸ்பூன்

கடுகு – 1/2 டீஸ்பூன்

எண்ணை – 2 டீஸ்பூன்

தேங்காய்த்துருவல் – 1 டேபிள்ஸ்பூன்

கறிவேப்பிலை – சிறிது

உப்பு – 1/2 டீஸ்பூன் அல்லது தேவைக்கேற்றவாறு

செய்முறை:

வாழைத்தண்டை, மெல்லிய வில்லைகளாக நறுக்கி, அதிலுள்ள நார்களை நீக்கி விட்டு, நீளத்துண்டுகளாக வெட்டி, தண்ணீரில் போடவும். (தண்ணீரில் சிறிது மோரை ஊற்றி அந்த நீரில் போடவும். இது வாழைத்தண்டு கறுக்காமல் இருக்க உதவும்).

ஒரு வாணலியில் எண்ணை விட்டு சூடானதும் கடுகு போடவும். கடுகு வெடிக்க ஆரம்பித்ததும் அதில் உளுத்தம் பருப்பையும், மிள-காயையும் (மிளகாயை ஒன்றிரண்டாகக் கிள்ளிப் போடவும்) போட்டு சிவக்க வறுக்கவும். பின்னர் கறிவேப்பிலையைச் சேர்த்து சற்று வதக்கியப் பின்னர், அதில் வாழைத்தண்டைச் சேர்த்து, உப்பு போட்டு அத்துடன் ஒரு கையளவு நீரைத் தெளித்துக் கிளறி விடவும். மூடி போட்டு, அடுப்பை மிதமான தீயில் வைத்து வேக விடவும். வாழைத்தண்டு நன்றாக வெந்து, அதிலுள்ள நீரும் வற்றியதும், தேங்காய்த்துருவலைச் சேர்த்துக் கிளறி, இறக்கி வைக்கவும்.

வாழைத்தண்டு: சிறுநீரக கல் முதல் நீரிழிவு வரை......................................................................................

சிறுநீரகத்தில் கல் உருவாவது இன்று மிக பரவலாகக் காணப்படும் நோய். அதிக காரமான உணவு, மிகக் குறைவாக நீர் அருந்துதல், வறட்சியான உணவு, மது அருந்தும் பழக்கம், அடிக்கடி சிறுநீரை அடக்குதல் போன்ற காரணங்களால் சிறுநீர் தடைபட்டு சிறுநீரகத்தில் கற்கள் உண்டாகின்றது.

கவனத்துக்கு

சிறுநீரை அதிகரிக்கச் செய்யும் என்பதால், வயதானவர்கள் வாழைத்தண்டை உணவில் சேர்த்துக் கொள்வதைக் குறைத்துக் கொள்-

வது நல்லது. வாழைத்தண்டை வாரத்தில் மூன்று நாள்களுக்கு மேல் சேர்த்துக் கொள்வது உசிதமல்ல. வாழைத்தண்டு குளிர்ச்சியானது என்பதால், அதை உண்ணும் நாட்களில் மற்ற குளிர்ச்சியான பொருள்களைக் குறைத்துக்கொள்ளவும்.

வைட்டமின் ஏ மற்றும் சி நிறைந்த வாழைத்தண்டு, தோல் நோய்களுக்கு மிகச்சிறந்த மருந்தாகப் பயன்படுகிறது. இருமல், காது நோய், கர்ப்பப்பை நோய்கள், மஞ்சள் காமாலை, விஷக்கடிகளால் ஏற்படும் வலி மற்றும் இதர நோய்களுக்கு வாழைத்தண்டு மிகச் சிறந்த மருந்தாகத் திகழ்கிறது.

உபயோகிக்கும் முறை

வாழைத்தண்டை இடித்து, சாறு பிழிந்து, அத்துடன் முள்ளங்கி சாறு அரைபாகம் சேர்த்து காலை, மாலை இரு வேளையும் 100 மி.லி. குடித்துவர கல்லடைப்பு நீங்கும். நீர் எரிச்சல், நீரில் ரத்தம் கலந்து போவதைக் குணப்படுத்தும்.

வயிற்றில் நீர்க்கட்டி இருந்தால் வெறும் வயிற்றில் வாழைத்தண்டு சாறு குடித்து வந்தால் நாளடைவில் குணமாகும். கோடைக் காலத்தில் வாழைத்தண்டு அதிகம் சேர்த்துக் கொள்வதன் மூலம் உடல் வெப்பம் குறையும். இது ஒரு சிறந்த . உடலில் உள்ள நச்சுப் பொருளை வெளியேற்றி ஆரோக்கியம் தரும். வாழைத்தண்டு சாறு ஒரு நாள் மற்றும் பார்லி கஞ்சி ஒரு நாள் என்று சாப்பிட்டு வர சிறுநீர்க்கற்கள் பொடிப்பொடியாகி சிறுநீருடன் வெளி யேறும்.

நோய் எதிர்ப்பு சக்தியை அதிகரிக்கும்!

இதில் பொட்டாசியம் அதிக அளவில் உள்ளது.வாரத்துக்கு மூன்று முறை இதை அருந்திவர, நோய் எதிர்ப்பு சக்தி அதிகரிக்கும்.

# நான்

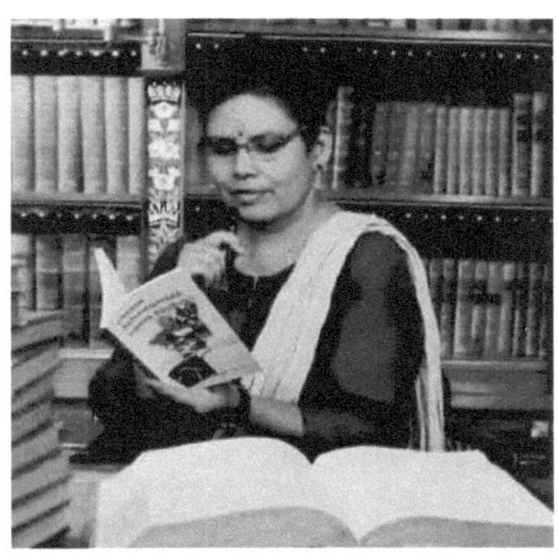

வாசகர்ளால் நான்
வாசகர்களுக்காக நான்

முற்போக்கு எழுத்தாளர் வி.எஸ்.ரோமா - கோயம்புத்தூர்
+91 82480 94200
20 புத்தகங்கள் எழுதியுள்ளேன்
விருதுகள் பல பெற்றுள்ளேன்.
கதை , கவிதை, கட்டுரை, நாவல் பொன்மொழி, நாடகம்
எழுதுவேன்.


என்
எழுத்து
என் மூச்சுள்ள வரை
என் வாசிப்பே
என் சுவாசிப்பு
என்றும்

எழுதிக் கொண்டிருக்க வே
என் ஆசை

நான் திருமணமே செய்து கொள்ளாத பெண்மணி என்பதில்
எனக்கு மகிழ்வே.

என் எழுத்துக்கு முழு ஒத்துழைப்பு கொடுப்பவர்கள் என்
பெற்றோர்களே.

தந்தை
கா சுப்ரமணியன் _ தாசில்தார் - ஓய்வு

தாய்.
சு. கிருஷ்ணவேணி

என் பெற்றோர்களே
என்
எழுத்துக்கும்
எனக்கும் முழு ஒத்துழைப்பு தருகின்றவர்கள் என்பதில்
எனக்கு மகிழ்ச்சியே.

நான் ரோமா ரேடியோ
என்ற பெயரில் எஃப் எம் ஆரம்பித்துள்ளேன்.

என்
எழுத்து
என் ரோமா வானொலி மூலம்
எங்கும் ஒலிக்க
எட்டு திக்கும் ஒலிக்க
என் ஆவல்.

பெண்களை
பெரிதாக நினைத்துப்

பெரும் மகிழ்ச்சியடைந்து
பெருமைப் படுத்த வேண்டும்.

முற்போக்கு எழுத்தாளர்
வி.எஸ். ரோமா
Roma Radio
கோயம்புத்தூர்
+91 82480 94200